AF400987

DES ANÉVRYSMES

DE

L'ARTÈRE PULMONAIRE

DÉVELOPPÉS DANS LES CAVERNES DU POUMON

PAR

P.-J. Ernest CHARDIN,

Docteur en médecine de la Faculté de Paris,
Ancien externe des hôpitaux de Paris,
Interne à l'Asile de Vincennes,
Chevalier de la Légion d'honneur.

***

PARIS

ADRIEN DELAHAYE, LIBRAIRE-ÉDITEUR

PLACE DE L'ECOLE-DE-MEDECINE

—

1874

DES ANÉVRYSMES

DE

L'ARTÈRE PULMONAIRE

DÉVELOPPÉS DANS LES CAVERNES DU POUMON

PAR

P.-J. Ernest CHARDIN,

Docteur en médecine de la Faculté de Paris,
Ancien externe des hôpitaux de Paris,
Interne à l'Asile de Vincennes,
Chevalier de la Légion d'honneur.

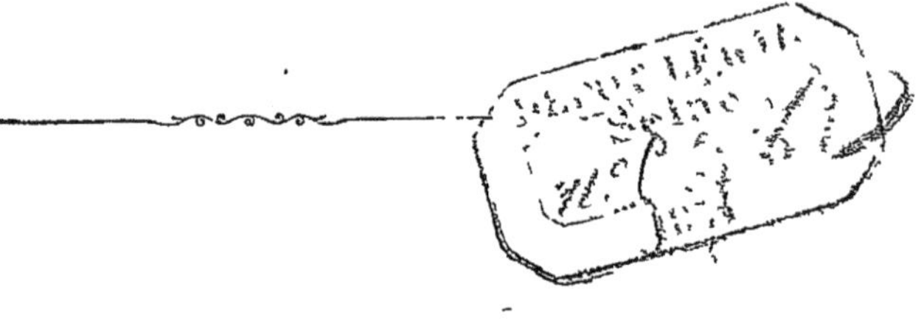

PARIS

ADRIEN DELAHAYE, LIBRAIRE-ÉDITEUR

PLACE DE L'ÉCOLE-DE-MÉDECINE

1874

INTRODUCTION.

En 1841, Fearn, chirurgien anglais, constata pour la première fois la présence d'un anévrysme de l'artère pulmonaire développé dans une caverne. Jusqu'alors on n'avait signalé d'anévrysme que dans le système aortique, et l'artère pulmonaire avait paru indemne d'altérations de ce genre.

Depuis ce moment, d'autres faits analogues ont été observés et présentés aux sociétés savantes, ou rapportés dans les différentes publications médicales. Ces quelques faits, restés épars, présentent le double avantage d'attirer l'attention des observateurs sur la pathologie de l'artère pulmonaire et sur la genèse de quelques hémoptysies.

L'année dernière, un cas nouveau s'étant présenté chez un malade, mort à l'hospice d'Ivry, dans le service de M. le Dr Ollivier, notre savant maître attira l'attention de ses élèves sur l'importance anatomique et clinique de cette pièce et sur l'utilité qu'il y aurait à rassembler dans un seul travail les faits et les opinions déjà publiés.

C'est ce travail d'ensemble, suivi des indications pathologiques et cliniques que j'ai cru pouvoir en déduire, que je soumets aujourd'hui à l'indulgence de mes juges.

Je commencerai par donner dans un premier chapitre un aperçu historique de la question, en suivant autant que possible l'ordre chronologique.

Le second chapitre sera consacré à l'anatomie pathologique.

Après avoir donné, dans le troisième chapitre, les diverses opinions des auteurs sur la pathogénie, j'essaierai d'en ébaucher la théorie, en prenant pour base les plus récents travaux d'histologie.

Dans le quatrième, je m'occuperai de l'étiologie.

Enfin le cinquième sera réservé au point clinique : symptomatologie, diagnostic, pronostic.

Qu'il me soit permis d'exprimer ici toute ma reconnaissance à M. Ollivier, pour ses sages conseils, ses savantes leçons, et l'intérêt constant qu'il m'a porté.

Je dois aussi de sincères remercîments à M. le Dr Hahn, pour la complaisance avec laquelle il a mis à ma portée les écrits anglais et allemands.

ANÉVRYSMES

DE L'ARTÈRE PULMONAIRE

DÉVELOPPÉS DANS LES CAVERNES DU POUMON

CHAPITRE PREMIER.

HISTORIQUE ET DOCUMENTS.

L'anévrysme des rameaux de l'artère pulmonaire, tel que les données cliniques nous le révèlent, est une dilatation rare, partielle ou totale du vaisseau avec amincissement ou épaississement de ses parois développée dans une caverne et pouvant donner lieu à une hémoptysie par rupture.

Ce n'est donc pas une affection morbide, c'est un fait anotomo-pathologique, ayant sa genèse, son étiologie et sa physionomie clinique spéciale.

La révélation de ce fait est de date récente, aussi aurons-nous peu à puiser dans les ouvrages anciens. C'est à l'école moderne et à ses patientes recherches, tendant à donner toujours la sanction anatomique aux signes observés pendant la vie, qu'il était réservé de mettre en lumière des faits passés jusque là inaperçus.

Dans Hippocrate, dans Arétée, dans Alexandre de Tralles, qui se sont assez longuement occupés

de l'hémoptysie, nous trouvons çà et là quelques
mots qui pourraient jusqu'à un certain point rappeler ce que l'on constate dans les observations
que nous allons rapporter; mais jusqu'à notre
époque, aucun auteur n'avait entrevu, même de
loin, la relation qui existe entre les altérations de
l'artère pulmonaire et les hémoptysies survenues à
une période avancée de la phthisie pulmonaire.

Boerhaave, Van Swieten et les auteurs du xviii[e]
siècle assignent bien à l'hémoptysie pour cause
immédiate la rupture des vaisseaux du poumon,
sans se préoccuper davantage des altérations qui
prédisposent à ces ruptures et sans même entrevoir
leur possibilité; tout ce qu'ils ont écrit se trouve
résumé dans cette phrase d'Alexandre de Tralles (1).
« Scire igitur hoc ante omnia convenit, sanguinis
« rejectionem tribus de causis palam excitari, vaso-
« rum rupturâ, erosione, et quum ora illorum ada-
« periuntur. »

Nous noterons cependant, en passant, quelques
mots sur les dilatations de l'artère pulmonaire im-
putés par Jos. Franck (2) à différents auteurs.

Gilibert (3) parle de varices comme produisant
l'hémoptysie et la phtisie : « Varices pulmonum
« sunt principium hœmoptysis et phthiseos; has
« etiam scalpello occupavi. »

De Haen (1) dit qu'il a vu un anévrysme ouvert
dans une caverne.

Si les recherches nécroscopiques de la fin du

(1) De arte medicina, vol. I, p. 225.
(2) Prax. méd. pars II, v. II, sect. I, p. 418 et alias, et Traite
de pathologie médicale par J. Franck, t. IV, p. 207.
(3) Adver. p. 64, cité par Franck. *loc. cit.*
(1) Haen, Rat. méd. p. VIII, c. II, § 1, cité par Franck. *loc. cit*

xviiie et du commencement du xixe siècle ne don-
nèrent lieu à aucune découverte sérieuse sur le
point qui nous occupe, elles permirent cependant à
Laennec et à Chomel d'entrevoir la vérité.

Au chapitre de l'hémorrhagie bronchique, Laennec (1) rapporte en effet, que les anciens attribuèrent
l'hémoptysie à la rupture des vaisseaux du poumon :
« Quoi qu'il en soit, dit-il, cette théorie adoptée sans
preuves suffisantes, a peut-être été abandonnée de
même et d'une manière trop absolue par les médecins instruits. Il n'est pas impossible *qu'un anévrysme d'un des rameaux de l'artère pulmonaire*, ou
du moins des veines, se développe et donne lieu à
une hémorrhagie, quoiqu'il n'existe, au moins à ma
connaissance, aucun fait bien décrit de ce genre. »

Et Chomel (2) : « Le siége de l'hémorrhagie reconnu, il reste à déterminer si l'hémoptysie est idio-
pathique ou symptomatique. Les principales affections qui peuvent donner lieu à l'hémoptysie sont :
1° la rupture d'un *anévrysme* de l'aorte ou de l'*artère pulmonaire* dans les bronches ou la trachée
ulcérée ; 2° une ulcération du parenchyme pulmonaire et des vaisseaux qui le traversent... »

Quelques années plus tard, les faits entrevus par
Laennec et affirmés prématurément par Chomel
étaient anatomiquement confirmés par les Anglais.

La lettre du chirurgien Fearn (3) est le premier
document qui fut publié, nous en donnons la traduction in extenso :

Je dois cette traduction à l'obligeance de mon excellent ami,
Fernand Griois, médecin vétérinaire à Amiens.

(1) Traité de l'auscultation, 4e édit. 1837; t. I, p. 304.
(2) Dict. en 30 Art. hémoptysie, p. 135.
(3) The lancet, 1841, p. 679.

Monsieur, je ne connais aucun auteur, chirurgien ou médecin, qui ait rapporté quelque part un cas d'anévrysme siégeant en dehors du système aortique. Aussi, l'autre jour, en faisant une autopsie sur un sujet mort d'hémoptysies, ce n'est pas sans une grande suprise et un vif intérèt, que je vis un exemple bien net d'anévrysme de l'artère pulmonaire.

A priori, on eût pensé que le peu d'épaisseur des parois de l'artère pulmonaire, la grande proximité du cœur et l'aptitude morbide des poumons étaient des causes spéciales pour prédisposer ce vaisseau aux anévrysmes. Bien que les auteurs gardent sur ce point un silence absolu, nous sommes forcé de reconnaître que cette lésion se rencontre. Tout en admettant la rareté des anévrysmes dans les branches de l'artère pulmonaire, nous croyons que cette lésion a passé inaperçue jusqu'aujourd'hui, parce que l'investigation anatomique a été souvent incomplète et trop précipitée, et ensuite parce que l'attention n'était pas éveillée sur ce point.

Je vais rapporter brièvement le cas que j'ai observé dans mon service :

M. M...,. âgé de 41 ans, d'un tempérament scrofuleux, vint me trouver pour un dyspnée et une toux qui lui faisait rejeter des crachats muqueux et spumeux. Il n'y avait pas d'excitation fébrile : le pouls battait 90 à 100 pulsations ; inappétence complète. Une potion avec acide cyanhydrique et opium améliora son état ; le malade put reprendre son service.

Il resta jusqu'au 12 décembre sans me consulter ; à cette époque il fut pris d'une hémoptysie, où il rendit une demi-pinte de sang en une seule fois ; ce liquide ressemblait à du sang veineux. L'hémorrhagie recommença à plusieurs reprises la semaine suivante dans les mêmes proportions. Enfin, il y eut un accès le 25 décembre, on me fit appeler en toute hâte et je trouvai le malade *in articulo mortis*. Il mourut suffoqué ; la quantité de sang de cette hémoptysie n'était cependant pas supérieure aux précédentes.

Après la première hémoptysie, j'avais fait le diagnostic suivant : anévrysme rompu dans une bronche avec formation d'un coagulum qui obstrue l'ouverture de temps en temps ; ou bien plusieurs vaisseaux importants ouverts dans une cavité tuberculeuse.

A *l'autopsie*, on trouva les lésions suivantes : les poumons, légèrement emphysémateux à la base des lobes inférieurs,

étaient complètement affaissés ; il y avait des adhérences pleu
rales anciennes aux sommets. A la coupe, on voyait une foule
de tubercules miliaires disséminés et quelques cavités de
l'étendue d'une noix aux deux sommets. Il existait au sommet
gauche une caverne vide, de deux pouces de diamètre ; dans
cette cavité on trouva un sac anévrysmal bien dessiné qui
faisait relief, du volume d'une noix muscade et présentant une
ouverture *en fente*. Les parois du sac étaient minces : à l'intérieur il n'y avait pas de concrétions fibrineuses.

On suivait facilement jusque dans la dilatation un vaisseau
du diamètre d'une petite plume de corbeau qui se continuait
avec une branche plus importante de l'artère pulmonaire.

Le cœur était sain, un peu graisseux.

Il n'y avait aucune lésion dans l'aorte ni dans les branches
principales qui se détachent de sa crosse.

Après ce fait, je n'ai pas besoin d'engager les médecins à
rechercher avec plus de soins l'état des vaisseaux dans les cas
d'hémorrhagies pulmonaires. — FEARN.

C'était la première fois que le fait était nettement observé et publié. L'appel de ce chirurgien
distingué eût dû éveiller l'attention de ceux qui le
lisaient.

En 1843, une observation est due à Peacock (1).
Il s'agit d'un anévrysme du volume d'un haricot
qui s'est développé dans une caverne.

Une autre observation aurait été recueillie en
Irlande, à la date de 1849, mais elle ne fut publiée
que plus tard par Lidell (2). En voici la reproduc-
-tion :

Anévrysme d'un rameau de l'artère pulmonaire. — Mort subite par rupture de l'anévrysme et hémoptysie. — Autopsie.
— Tuberculose miliaire.

R. Frost, âgé de 16 ans, né en Irlande, entre dans le service

(1) In prov. Med. Journ. 1843, n° 133.
Anal. in Canstatt's Jahresb, 1843, Bd. III, p. 320.
(2) In the American journ. of the méd. sciences new series
v. LIII, p. 46. Philadelphia, 1867.

du Dr Wendel, le 29 novembre 1849. Il dit avoir eu une hémoptysie trois semaines avant son admission; ses crachats sont de nouveau teints de sang, depuis deux ou trois jours. Au moment de son entrée, il était pâle et anémique; ses chairs étaient fermes. Le crachement de sang continua encore un jour, puis cessa complètement.

Il sembla se faire une amélioration rapide jusqu'au 12 décembre. Le matin de ce jour il se plaignit de toux et de gêne de la respiration.

Mais ces symptômes n'étaient pas assez marqués pour attirer vivement l'attention. Ses camarades rapportent qu'eux et le malade avaient de l'eau-de-vie entre les mains, mais il n'est pas démontré qu'ils en aient bu. Le même jour, vers six heures du soir, au moment de se coucher et sans autre apparence de malaise, il se mit soudainement à vomir le sang. Il vomit trois fois en tout, chaque fois un vase plein; les deux premières fois c'était du sang rouge, la troisième fois du sang de coloration foncée. Trois minutes après le début de l'hémoptysie, il périt.

Autopsie vingt-deux heures après la mort. — Cadavre anémié, d'une apparence de cire. Légères sugillations. Embonpoint conservé. Sang écumeux suintant par la bouche. Le poumon gauche ne renferme que peu de sang. Il est farci de tubercules miliaires dans une grande étendue. Les divisions bronchiques renferment une grande quantité de sang écumeux. Poumon droit complètement adhérent aux parois thoraciques. Il renferme également une grande quantité de tubercules miliaires.

Le lobe inférieur est presque entièrement solidifié par l pneumonie tuberculeuse. Les divisions bronchiques sont pleines d'un sang écumeux. Au centre de la partie supérieure du lobe inférieur du poumon droit, se voit une caverne unie et bien arrondie, bien plus volumineuse qu'un œuf de poule, et remplie de sang.

Un tube bronchique très-considérable s'ouvre dans cette cavité, des bronches plus petites s'y ouvrent probablement aussi. Les parois de la cavité sont unies, fermes et constituées par un tissu cellulaire condensé par c pression. Un peu de sang est infiltré dans le tissu pulmonaire environnant la cavité. En un point de la paroi, et faisant saillie dans la caverne, se voit *un petit anévrysme formé sur une branche de l'artère pulmonaire.* Le vaisseau, en pénétrant la dilatation présente un diamètre de deux ou trois lignes. L'anévrysme, dans un plus grand diamètre, présente environ 6 lignes. Le sac s'est rompu et le sang épanché dans la caverne décrite plus haut. Cette caverne renferme un caillot plus grand qu'une noix.

L'estomac renferme environ une pinte et un quart d'un liquide, constitué par du sang noirci par l'action du suc gastrique, et mélangé avec des aliments en voie de digestion. Le duodénum renferme également une certaine quantité d'un liquide semblable.

Quelques années plus tard, Rokitanski (1) parlant du mécanisme des hémorrhagies pulmonaires produites par l'ulcération des artères pulmonaires avoisinant les cavernes, avance que leur rupture est « très-souvent précédée d'une dilatation anévrysmale du vaisseau dénudé vers l'intérieur de la caverne, » et il cite à l'appui une observation reproduite par M. Jaccoud (2).

C'est le seul fait appartenant en propre aux Allemands et quoique M. Jaccoud leur ait fait une part bien belle dans sa conference sur les hémoptysies secondaires, nous devons en ce qui concerne notre sujet reconnaître qu'ils n'ont pour eux ni la priorité de la découverte, ni le nombre des documents.

En 1866, un nouveau fait fut publié par Cotton (3) et un autre par Quain (4).

Deux ans plus tard, le Dr Cotton (5) publiait une note, où il joignait deux faits nouveaux à son observation de 1866, croyant pouvoir par là établir un

(1) Lehrbuch der pathologischen Anatomie, 3e Aufl., Bd. III, p. 94, Wien, 1861.
(2) Clinique de Lariboisière, p. 350.
(3) Med. Times, 1866,
(4) Transactions of the pathol. Society of London, v. XVII, p. 70, 1866.
(5) Brit. Med. Journ., 1868, t. II, p. 444,

fait nouveau et important. Il fait suivre sa note de quelques réflexions, nous la reproduisons avec l'observation du Dr Quain.

Phthisie. — Dilatation anévrymale variqueuse de deux petits rameaux de l'artère pulmonaire. — Leur rupture. — Mort par hémoptysie subite. ·

Le malade, dont provient la pièce ci-présente, était garçon d'écurie, et âgé de 30 ans. Il entra à Brompton-Hospital, dans le service du Dr Quain. Il était brun, fort et solidement bâti ; cependant avant son entrée à l'hôpital il avait considérablement maigri.

Point de phthisie dans sa famille ; il n'est malade que depuis neuf mois. Point d'hémoptysie avant son admission ; il était tourmenté par la toux depuis cinq mois.

Il succomba subitement à une hémoptysie ; cependant la quantité de sang rendue ne s'élevait qu'à deux ou trois onces.

Autopsie. — Le poumon gauche est adhérent aux parois thoraciques, excepté près de la base ; la plèvre est très-épaissie.

En incisant le poumon, on trouva une grande caverne traversée par des brides plus ou moins volumineuses et occupant presque tout le lobe supérieur. Le poumon au-dessous était parsemé de cavernules et de masses tuberculeuses jaunes dans le tissu pulmonaire interposé.

La grande caverne était pleine d'un sang noir mêlé de débris. A la partie inférieure de cette caverne, et tout près de la partie du poumon qui repose sur le péricarde, on voit une dilatation d'une artère, placée presque horizontalement, suivant le diamètre transversal de la poitrine ; le vaisseau lui-même présentait environ le diamètre d'une plume de corbeau et la dilatation celui d'une plume d'oie. Cette dilatation présentait environ une longueur de deux pouces, et occupait toute la surface dénudée du vaisseau. En arrière l'anévrysme reposait sur la paroi de la caverne ; en avant il faisait librement saillie dans la caverne. La dilatation présentait deux ou trois points rétrécis, dont le plus marqué était situé à environ trois-quarts de pouce de son extrémité interne ; l'artère y était à peine dilatée, si tant est qu'elle le fût.

Après avoir enlevé par le lavage les caillots mous, on voit rester un coagulum partiellement décoloré. Il était adhérent au vaisseau à sa face inférieure et postérieure, où il bouchait une perforation dans sa paroi, qui avait été évidemment la source de l'hémoptysie fatale.

A environ un pouce et demi, plus bas, il y avait une dilatation sur un plus petit rameau. Elle présentait l'aspect d'une petite coquille arrondie. Ses parois étaient épaisses et intactes.

Voici la note du Dr Cotton :

En novembre 1865, un cas d'hémoptysie grave et soudainement funeste se présenta sur un de mes malades à l'hôpital, et en cherchant à l'autopsie quelle était la source de l'hémorrhagie, je constatai la rupture d'un petit anévrysme d'une branche de l'artère pulmonaire, à son passage à travers une caverne (vomica). Ce cas fut rapporté dans le *medical Times and Gazette* 13 janvier 1866.

Quelques mois après, un cas tout à fait semblable fut l'objet d'une note de mon collègue le Dr Quain, qui le présenta à la Société pathologique. Bientôt après, un second cas se présenta dans mon propre service, et fut brièvement rapporté dans le *medical Times* octobre 1866.

Un troisième s'étant de nouveau présenté dans mon service, je me propose de les réunir tous trois et d'en faire l'objet de la présente note, croyant qu'ils pourront établir un fait nouveau et important.

1er *Cas.* — E. G...., 20 ans, homme. Phthisie à caractère ordinaire, mais à marche rapide, ayant évolué en quatre mois environ. Une hémoptysie modérée et de nature bien reconnue se manifesta au commencement de la maladie. L'expectoration continua à être rouillée, jusqu'aux trois derniers jours du malade. A cette époque, l'hémoptysie s'étendit à une demi-pinte et continua plus ou moins jusqu'à la mort du sujet, qui résulta de l'épuisement consécutif au rejet soudain d'environ douze onces d'un sang très-vermeil.

Autopsie. — Le corps était émacié, il y avait une anémie profonde. Le poumon droit était pâle et emphysémateux, avec une petite cavité tuberculeuse à son sommet. Le poumon gauche était petit et dense, parsemé de tubercules à différentes périodes et de cavités peu développées. Une vaste excavation occupait une grande partie du lobe supérieur, tandis qu'une cavité plus petite fut trouvée dans le lobe inférieur.

A la partie inférieure et antérieure de cette cavité, je décou-

vris un petit caillot, cachant un anévrysme de petites dimensions, situé, sur le côté de la cavité, et sur une artère de
moyenne taille, courant dans une direction transverse à la partie inférieure de cette excavation. L'anévrysme occupait la
totalité de la partie visible de l'artère, mais grâce à la compression qui existait dans son milieu, il présentait une apparence
double. La plus grande dilatation avait environ la dimension
et la forme d'un très-gros pois, et n'était pas rompue ; l'autre
un peu plus petite était remplie par un caillot adhérent, et
offrait une petite ouverture à sa partie supérieure. L'artère elle-
même resserrée au niveau de la dilatation mesurait transversa-
lement deux huitièmes de pouce. Le cœur était sain.

2e *Cas.* — W. J. 27 ans, homme, cas ordinaire de phthisie
dont le début remonte à douze mois.

Au commencement de sa maladie, le malade cracha environ
une demi-pinte de sang ; mais ce symptôme n'avait jamais
reparu pendant ses deux mois de séjour à l'hôpital, quand
tout à coup il cracha environ deux pintes. Le jour suivant, il
rejeta par expuition près d'une pinte en plus, et le 3e jour
autant.

Pendant cinq jours consécutifs, il continua à expectorer
chaque jour 5 à 10 onces de sang et alors s'éteignit graduelle-
ment.

Autopsie. — Le poumon était plein de matière tuberculeuse
(tubercular matter) et à son sommet, il y avait une petite
cavité. Le poumon gauche était revenu sur lui-même et présentait à son lobe supérieur trois cavernes (vomica) considérables. La plus inférieure contenait un anévrysme de l'artère
pulmonaire provenant d'un vaisseau courant sur sa paroi inférieure ; le vaisseau lui-même avait environ la dimension d'une
plume de coq et l'anévrysme la grosseur d'une noix. La paroi
de l'anévrysme, au point opposé à celui où il s'attachait à l'artère, présentait une ouverture rugueuse d'où provenait évidemment l'hémorrhagie. La face interne de l'anévrysme était doublée
d'une lame fibrineuse d'épaisseur variable, et sa cavité renfermait un caillot de formation récente.

3e *Cas.* — P. D...., 15 ans, homme, cas de phthisie ne
présentant dans ses premières périodes rien de digne d'une note
spéciale. Le sujet malade depuis près de 2 ans, avait déjà passé
plus de 2 mois à l'hôpital, sans jamais avoir d'hémoptysie,

quand tout à coup il cracha environ 20 onces de sang vermeil. Depuis ce moment jusqu'à sa mort qui arriva environ 10 semaines plus tard, il cracha continuellement plus ou moins de sang. La quantité une fois mesurée était supérieure à trois pintes ; une autre fois elle fut d'une pinte et demie à peine. Le malade finit par mourir d'épuisement.

Autopsie, (dirigée par mon collègue le Dr Douglas-Powell. — Le corps était très-émacié. Le poumon droit présentait à son sommet une petite cavité entourée de tubercules disséminés. Le poumon gauche présentait à sa partie supérieure une cavité irrégulière d'une étendue considérable, doublée d'une fausse membrane, et contenant un caillot en partie décoloré. Immédiatement au-dessous de cette cavité, latéralement et près de la surface, était une cavité du volume d'une orange de Tanger environ, presque remplie par une poche molle, affaissée en partie, à parois minces et faibles.

Cette poche ou anévrysme appartient à une large branche de l'artère pulmonaire dont elle était évidemment une dilatation et contenait seulement un petit coagulum.

Le vaisseau lui-même, après dissection, fut reconnu pour une des principales divisions de la branche gauche de l'artère pulmonaire. L'anévrysme, libre de dépôt fibrineux était d'une étendue suffisante, après distension pour remplir presqu'entièrement la cavité, la rupture était située à la partie supérieure.

« Dans ces trois cas, brièvement, mais peut-être suffisamment décrits, les dilatations de l'artère pulmonaire quoique différentes entre elles, soit comme forme, soit comme volume, proviennent certainement d'une cause semblable. L'artère au lieu de se terminer brusquement à la circonférence de la caverne, ou de courir le long de ses parois comme un vaisseau oblitéré complètement ou en partie (ce qui arrive d'ordinaire dans les cas de cavités tuberculeuses), était restée perméable après avoir perdu le support du tissu du poumon qui l'environnait à l'endroit de la cavité et s'était dilatée sous forme de poche anévrysmale. »

« Il semble dans ces trois cas qu'il n'y a eu d'autres symptômes communs qu'une hémoptysie soudaine, grave et indiscutable. Aussi, sauf quelques cas rares et quoique beaucoup des conditions pathologiques que j'ai indiquées puissent être soupçonnées ; il n'est guère probable que cet anévrysme puisse être diagnostiqué avec certitude pendant la vie du malade. »

« Maintenant pour moi, il est bien établi que la rupture d'une dilatation anévrysmale d'une branche de l'artère pulmonaire, dans une cavité tuberculeuse, n'est pas simplement (comme j'avoue que je l'avais cru d'abord à la présentation de ma première observation) une curiosité pathologique ; c'est un fait non-seulement fréquent, mais aussi d'une importance pratique considérable. C'est l'explication probable de nombreux cas d'hémoptysies extrêmes et soudainement fatales, qui se présentent à la dernière période de la phthisie (*Cotton*). »

Nous n'aurions à ajouter, pour être complet sur les publications anglaises, que le mémoire du docteur Powell (1), lu à la Société pathologique le 15 novembre 1870. Il a pour objet de résumer la question. Après avoir fait mention des hypothèses de Laennec, il passe en revue les opinions de Rokitansky, d'Hérard et Cornil, de Rasmussen et de Carl Burger, sur le développement des anévrysmes et sur les hémoptysies ; opinions sur lesquelles nous aurons à revenir en différents points de ce recueil. Après cet examen, il donne une bibliographie des observations qui nous occupent, dans la

____

(1) Transact. of the Patholog. Society of London, V. XXII. p. 41, 1871.

quelle nous relevons une présentation faite par Heath à la société en 1866.

Il rapporte ensuite quatre cas, qu'il fait suivre de considérations cliniques fort étendues et de cette conclusion : « Les hémorrhagies pulmonaires fatales, survenant dans les cas de phthisies avancées, proviennent presque invariablement, de la rupture dans une caverne, d'une branche de l'artère pulmonaire, située dans les parois mêmes de cette caverne, ou renfermée dans une bride qui la traverse. »

Enfin on pourra consulter avec fruit à la suite de ce mémoire le tableau des cas d'hémoptysies fatales qui se sont présentées à Brompton Hospital, du mois de février 1868 au mois de novembre 1870, il est suivi de trois cas d'anévrysmes avec hémoptysies fatales, qui se sont présentés en 1865 et 1866.

Ce tableau n'est pas indifférent à bien des points de vue. Les autopsies ayant été faites soigneusement par M. Powell, mettent en évidence la fréquence relative des anévrysmes de l'artère pulmonaire dans les cas d'hémoptysies secondaires graves.

Ainsi sur quinze cas d'hémoptysies fatales de cette statistique (renfermant trois des cas ci-dessus), douze résultaient d'une rupture de l'artère pulmonaire dans une cavité, précédée dans onze cas par une dilatation (cinq sacciformes, six variqueuses)

Dans trois cas, l'origine ne peut être découverte.

Le docteur Powell regarde les cas de phthisie avec cavités à transformation lente, comme plus favorables pour la formation des anévrysmes ou des ectasies des branches de l'artère pulmonaire ; il regarde d'un autre côté, les cavités en état d'ulcérations actives, comme plus exposées à produire

Chardin.   2

l'hémorrhagie fatale par l'érosion du vaisseau. Dans ces deux cas, l'artère étant envahie sur un côté seulement, l'autre côté peut être continu avec le tissu sain. Quand un vaisseau est entouré de produits caséeux de pneumonie l'oblitération devient plus probable.

Voici le compte-rendu de la présentation du Dr Powell, qui fut publié dans le Méd. Times.

« Le Dr Powell (1) présente une série de pièces et tableau de 15 cas, observés à l'hôpital de Brompton, éclairant la pathologie des hémoptysies graves, survenues à sa dernière période de la phthisie :

1re *Pièce.* — Poumons d'un homme, âgé de 25 ans, confié aux soins du Dr Powell, mort d'épuisement trois jours après sa première hémoptysie. Les deux poumons sont le siège d'une pneumonie lobulaire consolidée à tous les stades de la dégénération. Dans le poumon droit on trouve quelques cavités anciennes à parois lisses ; la plus large située à la base, contient un anévrysme sacciforme d'une branche seconde de l'artère pulmonaire et de l'étendue d'une petite noix. L'anévrysme a des parois minces et friables, contient quelques lamelles coagulées et s'est rupturé par une petite ouverture.

2e *Pièce.* — C'est un petit anévrysme sacciforme, situé dans la paroi d'une vieille cavité indurée et ayant donné naissance à une hémoptysie soudainement fatale. Malade du Dr Symes Thompson, hôpital de Brompton. Cette affection dura quelques années, sans avoir jamais présenté d'hémorragie auparavant.

3° *Pièce.* — Vient d'un malade du Dr Powell, mort soudainement d'une hémoptysie, en octobre 1870 et ayant eu déjà des hémoptysies abondantes en janvier et en septembre; ce spécimen montre une large cavité à parois friables, dont la surface est en état d'ulcération active. Les ulcérations ont décou-

(1) Med. Times, 1870, t. II, p. 659.

vert sur une longue étendue plusieurs vaisseaux, amené consécutivement leur dilatation et produit enfin l'érosion de leurs parois. D'une de ces branches de l'artère pulmonaire vient l'hémorrhagie, sur le même vaisseau et en amont se trouve un petit anévrysme obstruant en partie une branche,

4ᵉ *Pièce*. — Malade du Dᵗ Pollock, mort d'une phthisie tuberculeuse à marche rapide, n'ayant jamais eu d'hémoptysie importante. Cette pièce comme la précédente montre une large cavité, à l'état d'ulcération active, ayant découvert un vaisseau et amené l'ulcération de ses parois. Elle nous explique : la longueur des érosions des vaisseaux dans les parois des cavités ; la formation dans leur intérieur d'un coagulum fibrineux adhérent au point du vaisseau qui est le premier exposé et envahi par l'ulcération. Elle nous explique aussi le déplacement consécutif par le même procédé de la paroi du vaisseau, laissant le coagulum à nu, tandis que le vaisseau s'écarte.

Enfin nous avons en dernier découvert une observation publiée par Green (1). Il y est question d'une jeune fille de 18 ans, phthisique, ayant eu des hémoptysies profuses et qui succombe à l'une des attaques d'hémoptysies. A l'autopsie on trouva le poumon gauche adhérent ; de grandes cavernes au sommet ; près du hile du poumon et en arrière petite caverne du volume d'une petite noix, à parois unies, un anévrysme de l'artère pulmonaire la remplissait complètement. Les parois de cet anévrysme étaient minces et perforées près de la base.

Le reste du poumon et le sommet du poumon droit renfermaient des noyaux gris caséeux.

Nous avons relaté tout ce que nous connaissons aux Anglais, passons aux travaux du médecin danois Rasmussen.

(1) In Transact. of the Pathol. Society, vᵗ XXII, p. 37. London, 1871.

Uu premier travail (1) a été publiée la même année que la note du Dr Cotton en langue danoise, et traduit in extenso en anglais par Moore (2).

Reisz (3) n'a donné qu'une analyse de l'anatomie pathologique et de la pathogénie de ce memoire.

Sur les neufs observations qui y sont publiées, trois sont longuement décrites, les aûtres ne sont en quelque sorte que des notes nécroscopiques. Après cet exposé, l'auteur se livre à de longues réflexions sur chacun des cas. Nous rapporterons en temps opportun les opinions de cet auteur sur la pathogénie et l'anatomie pathologique.

Un an plus tard le même auteur publiait deux nouveaux cas (4), dont nous donnons l'analyse tirée du *Canstatt's Jahresb* et un troisième (5) se rapportant à un enfant de trois ans et demi.

1re Obs. — Elle concerne une jeune fille souffrant depuis quelques mois d'une phthisie progressive, et qui, après plusieurs hémoptysies abondantes, eut un accès de toux ; elle rejeta du sang spumeux, après quoi elle tomba et mourut. L'hémorrhagie n'avait pas été profuse comme précédemment.

L'autopsie montra que la mort était due à la suffocation amenée par l'obstruction des bronches se rendant aux parties perméables du poumon. On eut de la peine à trouver la source de l'hémorrhagie ; on coupa le poumon par minces tranches ; de cette façon on découvrit une petite caverne sur la limite de

<hr>

(1) Von der Hœmoptyse, namentlich der letalen, in anatomischer und klinischer Beziehung. Hospitals Tidende 11 Jahrg. J 33, 1868.

(2) In Edimburgh Med. Journ. V. XIV, part. I. p. 384, 486.

(3) Anal. in Canstatt's Jahresb Bd. II, p. 90, 1868.

(4) Hospitals-tidende, 12 Jahrg n° 11, u. 12, 1869.

(5) Hospitals-tidende XIV, S. 109, 113, 1872. — Nord. Med. Ark. IV, 1 n° 7, p. 21, 1872

a portion du poumon condensée. et de la portion perméable. Une petite artère suivait la bronche qui conduisait à la caverne, et en un point où l'artère touchait la paroi de la caverne on trouva une petite dilatation anévrysmale rompue. A la face interne du sac anévrysmal on voyait une couche, très-facile à apercevoir, d'un coagulum ancien, qui faisait saillie dans la fente. L'intermittence des hémoptysies s'explique par l'obstruction de la perforation par le caillot sanguin. De là résulte la possibilité, dans des cas favorables, comme ici, quand il s'agit d'un petit anévrysme et d'une petite artère, quand il s'agit d'une petite caverne avec une seule issue, la possibilité, dis-je, de voir le caillot arrêter l'hémoptysie ; c'est ce qui arrive probablement pour les hémoptysies non mortelles dans le cours de la phthisie. Enfin Rasmussen ajoute qu'une pareille petite caverne peut se rencontrer chez un individu paraissant sain et être le point de départ d'hémoptysie chez cet individu.

2ᵉ Obs. — Concerne un homme de 41 ans, souffrant depuis assez longtemps de phthisie pulmonaire et qui périt d'une hémoptysie, qui a la vérité s'arrêta un moment pour reprendre avec plus de force et tuer le malade.

L'autopsie montra dans ce cas sur la paroi d'une caverne un très-grand anévrysme, du volume d'un pois gris, avec une fente béante ; Rasmussen explique l'arrêt momentané de l'hémoptysie par l'existence d'un caillot qui a été arraché probablement au nouvel accès de l'hémorrhagie et charrié plus loin par le courant sanguin. L'auteur a donc observé en tout 11 cas d'hémoptysies mortelles dans un temps relativement court et a pu toujours démontrer l'origine d'hémorrhagie par une rupture d'une dilatation anévrysmale.

3ᵉ Obs. — Chez un enfant de 3 ans et demi, une hémoptysie mortelle survint dans le cours d'une phthisie.

A l'autopsie, on trouva des cavernes, de la pneumonie chronique interstitielle, de la péribronchite et de la tuberculose miliaire des poumons ; un anévrysme de l'artère pulmonaire ouvert dans une caverne, de la tuberculose miliaire de la plèvre, de la rate, du foie et des reins, de la dégénérescence caséeuse des ganglions bronchiques et des ulcères tuberculeux dans l'iléon.

De la description plus minutieuse du développement anatomique de la pneumonie chronique, qui aboutit d'une part à la

dégénérescence caséeuse, d'autre part à un processus intersti-
tiel, avec fonte consécutive et formation de cavernes, il ressort
que tout s'est passé comme chez les adultes.

En résumé, voici les appréciations qui semblent
ressortir de ce chapitre.

Il est fort douteux que Laënnec et Chomel aient
entrevu les anévrysmes de l'artère pulmonaire tels
que nous les définissons, dépendants essentielle-
ment d'une caverne; nous croyons plutôt qu'ils
devaient se les imaginer analogues à ceux qu'ils
voyaient dans l'aorte.

Les premières observations anglaises ont au contraire tout le mérite de la priorité. Les mémoires
de Cotton et de Powell sont venus corroborer les
faits dus à leurs prédécesseurs et apporter des éléments importants à l'étude anatomique et clinique.

Si j'ai rapporté en dernier les travaux de Ramus-
sen, c'était pour laisser en un faisceau unique tout
ce qui était l'œuvre des Anglais.

Il faut maintenant donc rendre justice à l'auteur
danois. L'année même de la publication de la note
de Cotton, il donnait un relevé de neuf cas; et la
description anatomo-pathologique et la théorie
pathogénique dont il les accompagne, constituent
un travail original.

Rokitansky a bien vu le fait, mais il ne lui accorde
pas l'importance qu'il mérite, et il néglige de le
mettre en lumière. En effet, c'est en expliquant le
mécanisme de l'hémorrhagie pulmonaire par la dénudation et l'érosion de l'artère (théorie qui n'est
pas neuve) qu'il admet que cet accident est souvent
précédé d'une dilatation anévrysmale. Cette dilatation, qu'il ne risquait pas sans l'étayer d'une preuve,
ne lui apparaissait que comme un épiphénomène dû

ramollissement de l'artère ; tandis que pour les auteurs anglais, pour Rasmussen, pour les auteurs français, c'est un fait pathologique et clinique prédominant.

Jusque maintenant nous n'avons rien dit des observations françaises, qui cependant, pour être venues les dernières, n'en sont pas moins fécondes en enseignements. C'est au chapitre d'anatomie pathologique et de pathogénie que je me propose de les rapporter, car là elles nous donneront des documents clairs et des résultats importants.

CHAPITRE II

ANATOMIE PATHOLOGIQUE

C'est à l'autopsie que les anévrysmes de l'artère pulmonaire ont été observés pour la première fois, il importe donc, avant de parler des altérations de structure révélées par le microscope, de commencer par leur anatomie descriptive.

A l'ouverture de la caverne, l'anévrysme apparaît sous la forme d'une tumeur d'un volume variable et d'une couleur bleue foncée. Dans la grande majorité des observations il est unique ; il peut néanmoins exister deux dilatations très-rapprochées comme dans le premier exemple de Cotton. Rasmussen en aurait vu jusqu'à quatre disposées deux par deux sur un même vaisseau artériel.

Le vaisseau qui leur donne naissance présente en général un diamètre de un à trois millimètres.

Très-variables quant à leurs formes, ces dilata-

.tions sont désignées suivant les cas sous les noms de sacciformes, cupuliformes, fusiformes, etc.

Sur ces variétés Rasmussen, à qui nous empruntons beaucoup pour cette description, établit une division en *anévrysmes proprement dits*, et en *ectasies anévrysmalles*. Les premiers constituant la variété que nous appelons sacciforme, seraient globuleux, leurs dimensions pourraient varier du volume d'un pois au volume d'une noix. (Le troisième cas de Cotton est comparé comme volume à une orange de Tanger). Tantôt cette tumeur presque sphérique est réunie au vaisseau par un collet rétréci et communique par l'orifice étroit de ce collet avec le canal du vaisseau (voir le dessin du troisième cas de Cotton). Tantôt le collet est moins marqué et la tumeur est plutôt cupuliforme. Dans ces deux formes l'altération du vaisseau a généralement debuté par son point de contact avec la caverne, et la dilatation s'est produite en respectant la paroi du vaisseau protégée par les tissus.

Les ectasies sont des dilatations moins considérables que celles que nous venons de décrire. Elles se présentent sous deux formes. La plus commune n'est que l'état rudimentaire de celle que nous venons de décrire. Elle est constituée par une petite saillie ovalaire, survenue au point de la paroi du vaisseau en communication avec la petite caverne. L'autre forme, plus rare, constitue une dilatation de toute la circonférence du vaisseau, de sorte que celui-ci présente des cordons cylindroïdes plus ou moins longs avec renflements (obs. de Quain, 3ᵉ pièce, Powell, obs. de Rendu), occupant la face interne des cavernes. La section des parois des dilatations fait quelquefois constater un épaississement qui peut devenir assez considérable pour retrécir la lumière du vaisseau. Cette forme, dit Rasmussen, se présente rarement, mais elle est peut-être très-commune dans la cas où il n'y a pas d'hémoptysie.

La rupture de l'anévrysme se fait toujours sur le point le plus tendu de la paroi dilatée. L'anévrysme est-il sacciforme, c'est sur le point diamétralement opposé au collet. Dans les ectasies cupuliformes, elle se fait sur le milieu de la cupule. Enfin, sur les ectasies cylindroïdes, il est toujours un point de la circonférence où la saillie de l'ampoule s'éloigne davantage de l'axe du vaisseau, et où les tuniques sont par conséquent plus distendues ; c'est là que le vaisseau se rompt. Les formes de la rupture sont peu variées et constantes. Il en est deux que l'on retrouve presque invariablement. La plus simple consiste en une fente ou fissure d'une longueur qui ne dépasse pas 2 à 3 millimètres, à bords le plus souvent amincis et légèrement festonnés. La seconde forme de perforation est constituée par une fente en V dont le sommet est dirigé dans le sens du courant sanguin, cette forme signalée par Rasmussen, se trouve reproduite et fort bien décrite dans l'observation de M. Sevestre. Cette seconde perforation me paraît devoir surtout appartenir aux anévrysmes sacciformes où la force d'expansion du sang agit en divergeant sur tous les points de la demi-sphère. La perforation linéaire me semble au contraire devoir concorder avec les ectasies cylindroïdes ou olivaires. Ajoutons que les dilatations sont soumises à tant d'irrégularité, de développement, qu'on ne doit pas attribuer trop d'importance à ce détail. L'épaisseur de la paroi permet de tirer des déductions d'une autre importance. Tantôt, elle est tellement amincie au point de perforation que l'on pourrait être tenté de chercher là la cause de la rupture. D'autres fois, elle est au contraire épaissie au point rupturé, et on ne peut alors chercher l'explication de l'accident que dans le changement de structure révélé par l'histologie. Cet épaisissement pourrait suivant Rasmussen, dans les légères dilatations, rétrécir le calibre du vaisseau au point de l'obstruer. Enfin, il nous a semblé à la lecture des observations que, dans les cas de dilatations considérables, la paroi était presque toujours amincie (exemple : 1er cas de Powell; 3e cas de Cotton ; cas de Sevestre).

Il peut arriver aussi que l'anévrysme occupe à peu près complètement la cavité de la caverne ou seulement un faible espace.

Lorsque la rupture de l'anévrysme a eu lieu, on trouve le plus souvent fort peu de sang dans les cavernes, tandis que l'intérieur du sac présente fréquemment un caillot noir et mou peu adhérent; ce n'est qu'exceptionnellement que l'adhérence est bien accusée et les caillots solides et décolorés (telle est la première pièce de Powell). Le vaisseau est vide ou rempli de sang fraîchement coagulé.

Dans un cas présenté par M. Maurice Raynaud à la Société anatomique, le sac anévrysmal manquait complètement, un vaisseau de troisième ordre s'ouvrait à plein canal dans une caverne tapissée de caillots fibrineux. La paroi de la caverne constituait donc la poche anévrysmale. Ce cas souleva une discussion intéressante au sein de la Société anatomique ; quoiqu'il fût bien différent des observations précédentes, M. Raynaud ne pensait pas qu'on dût lui refuser le nom d'anévrysme. M. Trélat le comparaît aux anévrysmes faux. C'est un fait qui demanderait une division de notre sujet; en attendant que des exemples analogues viennent constituer une variété, nous nous contenterons de le rapporter plus loin.

La description de la caverne n'a été faite que dans un petit nombre d'observations. Tantôt alors on y signale un espace anfractueux des parois et celles-ci sont encore recouvertes de produits caséeux (observation de Sevestre); tantôt la paroi est lisse (3ᵉ cas Cotton), elle peut même présenter une membrane blanchâtre et fibreuse (observation Lépine; 1ʳᵉ pièce Powell). En somme, l'anévrysme peut se développer dans les trois formes que M. Cruveilhier a assignées aux cavernes.

Le malade (1) qui fait l'objet de cette observation était un homme de 49 ans dont la santé paraît avoir été toujours bonne jusqu'au moment où il commença à tousser, il y a de cela un an environ. La maladie débuta avec les allures d'un simple rhume. Il eut une hémoptysie très-abondante, il y a quatre mois.

Il assure avoir craché environ 2 litres de sang dans l'espace de deux ou trois jours. Il y a un mois, nouvelle hémoptysie moins abondante que la première, à la suite de laquelle les crachats restèrent mélangés de sang pendant plusieurs jours.

Depuis ce temps la toux déjà opiniâtre est devenue incessante.

Perte des forces et de l'appétit, fièvre hectique.

Ce que le malade présente de plus caractéristique au point de vue clinique, c'est un habitus extérieur qui, au premier

____

(1) *Pseudo-anévrysme de l'artère pulmonaire développé dans une caverne tuberculeuse.* Maurice Raynaud, Progrès médical, 1874, p. 286.

abord, le ferait prendre beaucoup plus pour un tuberculeux que pour un malade atteint de cardiopathie organique.

L'émaciation n'est pas extrême; il existe une anasarque généralisée, sans que l'exploration des urines permettre d'y reconnaître la moindre trace d'albumine. La dyspnée est considérable, la face présente une injection veineuse très-marquée; les lèvres sont cyanosées.

Mais l'exploration physique des viscères thoraciques ne laisse pas longtemps subsister le doute. D'une part l'examen du cœur ne fournit que des renseignements absolument négatifs ; d'autre part, on constate au sommet du poumon droit, en arrière, les signes d'une vaste caverne ; il y a, de plus, de nombreux râles sous-crépitants à la base des deux poumons.

Le malade ayant succombé, le 23 février 1874, dans mon service de l'hôpital Lariboisière, j'ai pu constater à l'autopsie les lésions diagnostiquées pendant la vie. Indépendamment d'une caverne de la grosseur d'un œuf de poule environ, au sommet droit, il existait dans l'un et l'autre poumon un grand nombre de granulations tuberculeuses, avec des foyers de pneumonie caséeuse disséminés. Une coupe pratiquée sur le poumon gauche nous a fait tomber sur la curieuse altération dont je désire maintenant vous entretenir.

Tout près du bord postérieur de ce poumon et à la partie inférieure du lobe supérieur, attenant à la scissure interlobaire, se rencontre une cavité sphérique de la grosseur d'un marron d'Inde et remplie par des caillots. Ceux-ci sont de deux ordres : les uns sont mous, noirâtres, diffluents et existent au centre ; les autres, situés à la périphérie, sont denses, fibrineux, décolorés, et présentent un aspect manifestement stratifié. On peut les décomposer en feuillets emboîtés les uns dans les autres. La surface interne de ces caillots fibrineux, au contact des caillots mous, est remarquablement lisse ; la surface externe s'attache exactement aux parois d'une cavité dont on peut aisément la détacher. Cette cavité paraît creusée dans l'épaisseur du tissu pulmonaire et présente l'aspect irrégulier et grenu que l'on rencontre habituellement dans les cavernes déjà anciennes.

Restait à établir l'origine de ces caillots. Une dissection attentive de l'artère pulmonaire m'a fait voir qu'un rameau de troisième ordre de cette artère contourne, en s'y accolant, les parois de la caverne ; de ce rameau part une collatérale qui semble s'ouvrir à plein canal dans la cavité en question si bien que la surface interne de cette petite artère semble se continuer avec la surface interne des caillots fibrineux ; un petit éperon marque seul la transition de l'une à l'autre de ces deux surfaces. Il résulte de là que les caillots qui nous occupent paraissent s'être formés aux dépens du sang de l'artère pulmonaire avec laquelle la cavité contenante est en communication directe.

Quelle est la nature de cette cavité ? S'agissait-il simplement d'un infarctus hémorrhagique ancien ? Je sais bien que, dans certains cas, les infarctus peuvent présenter des coagulations fibrineuses, indices de l'ancienneté de l'épanchement sanguin qui a subi des modifications ultérieures. Mais, outre que cet aspect exactement arrondi n'est pas habituel dans les infarctus, qui ont plutôt une forme conique, je ne sache pas que les concrétions fibrineuses y prennent jamais un aspect aussi nettement stratifié.

Par tous ces caractères, la cavité que vous avez sous les yeux rappelle beaucoup l'aspect des anévrysmes. Vous y trouverez même les caractères qui entrent dans la définition de l'anévrysme : tumeur remplie de sang en communication directe avec la cavité d'une artère. Seulement, ici, le sac anévrysmal paraît formé aux dépens même du tissu pulmonaire.

Si l'on veut se rendre compte du mode de formation de cette tumeur, on doit, je pense, recourir à l'explication suivante : une caverne, probablement moins volumineuse que la tumeur actuelle, s'est mise, par voie d'ulcération progressive, en communication directe avec un rameau de l'artère pulmonaire. C'est alors que survint cette hémorrhagie foudroyante, signalée dans l'observation, et qui remonte à quatre mois environ. Probablement la caverne ne communiquait avec les bronches que par un orifice très-étroit. Quoi qu'il en soit, l'hémorrhagie s'est arrêtée, et le sang continuant à passer de l'artère dans la caverne, il s'est formé un anévrysme faux, où le tissu du poumon, comprimé et comme plissé par le mouvement expansif de la tumeur sanguine, a joué le rôle de sac. Puis, comme il arrive dans les anévrysmes ordinaires, la fibrine s'est déposée en couches concentriques et superposées, tandis que le centre de la tumeur contenait un sang liquide en communication avec celui de l'artère, et qui s'est changé après la mort en un coagulum mou et noirâtre, ce qui est encore le fait des anévrysmes.

Mais ce n est pas tout, et l'examen attentif de la pièce révèle encore un fait plus curieux : c'est que les caillots stratifiés ont joué, jusqu'à un certain point, le rôle d'organe protecteur.

L'un des côtés de la paroi de la caverne, ou du sac (comme ou voudra l'appeler), se trouve presque au contact de la plèvre, dont elle n'est séparée que par une épaisseur de 3 ou 4 millimètres. En deux points de cette paroi existent des ulcérations très-probablement dues à un ramollissement d'une petite masse tuberculeuse, et parfaitement analogues aux petites fistules pleuro-pulmonaires que l'on rencontre dans le cas de pneumothorax par perforation du poumon. Il est facile de s'assurer que ce qui reste de parenchyme pulmonaire a été en ce point complètement détruit, que la perforation est absolue et établit une libre communication entre la plèvre et l'intérieur de la caverne; mais la couche épaisse des caillots stratifiés qui tapisse en ces points l'intérieur de la caverne a empêché le contenu de s'échapper par cette voie; il n'y a donc eu ni pneumo-thorax, ni hémorrhagie pleurale.

J'étais donc fondé à dire que la tumeur anévrysmale en question a joué, jusqu'à un certain point, un rôle favorable, et que sans cette tumeur la mort serait probablement survenue quelques semaines, peut-être quelques jours plus tôt, par perforation du poumon.

Nous nous sommes longuement étendu sur la description des lésions; reste maintenant l'étude histologique.

Il existe un grand désaccord sur ce point. Rasmussen croit à une hypertrophie compensatrice des fibres musculaires lisses et à une dégénérescence consécutive.

Rokitanski décrit deux procédés d'ulcérations des parois de la caverne; mais il est fort peu explicite sur l'histologie des vaisseaux.

Les documents que nous avons à puiser dans ces auteurs étant moins plausibles que les travaux français, il est préférable de se baser sur ces derniers pour établir l'histologie de nos anévrysmes.

Des examens dus à M. Cornil et à M. Debove, il résulte que la paroi du vaisseau offre les lésions de l'endartérite et de la périartérite. Je laisse parler M. Cornil, au sujet de la pièce présentée par M. Lépine (1), à la Société anatomique :

« Le premier point qui frappe à l'examen de la pièce, c'est l'épaisseur considérable de la paroi de l'anévrysme, relativement à celle de la paroi du vaisseau qui lui a donné naissance. La poche anévrysmale est en réalité constituée par trois tuniques concentriques. L'une, la plus interne, représentant la continuation de l'endartère, est en contact immédiat avec le coagulum sanguin, la moyenne est assez épaisse et n'offre rien de spécial ; mais la plus externe a quelques caractères spéciaux ; elle est en effet dédoublée et distendue par l'épanchement sanguin qui s'est infiltré entre les deux dernières tuniques celluleuses, à la façon de ce qui se passe dans les anévrysmes disséquants (avec cette différence que là, c'est la couche moyenne qui se trouve en général dissociée entre les lames élémentaires).

« L'étude microscopique de ces diverses tuniques montre des lésions intéressantes.

« La zone la plus interne, l'endartère, est constituée exclusivement par de jeunes cellules embryonnaires stratifiées sur plusieurs couches successives. La zone moyenne est formée de fibrilles conjonc-

(1) Lépine. Obs. de phthisie pulmonaire, hémoptysie causée par la rupture d'un anévrysme du volume d'un gros pois. *Progrès médical*, 1874, n° 19, et *Bulletin de la Société anatomique*, 1874, n. 26.

tives entre-croisées ; mais les fibres élastiques normales à ce niveau ont presque totalement disparu. Enfin, la tunique externe, disséquée par le caillot sanguin, est constituée par du tissu conjonctif ordinaire, au sein duquel se voient de nombreuses cellules à prolongements étoilés.

« En un mot, il y a une sorte de transformation des membranes de l'artère qui la prédispose à se ramollir et à se dilater consécutivement. C'est du reste une transformation analogue à celle qui se passe dans la caverne, car la surface interne de celle-ci est tapissée par une couche de cellules embryonnaires à structure de bourgeons charnus. »

M. Debove, qui fit l'examen histologique des pièces présentées à la Société anatomique par MM. Sevestre et Rendu, est arrivé aux mêmes conclusions que M. Cornil : « A une petite distance de la dilatation, disait-il, la paroi du vaisseau était absolument saine ; puis, en se rapprochant du point malade, on trouvait les lésions de l'endartérite et de la périartérite ; enfin, au niveau de l'anévrysme lui-même, la paroi vasculaire présentait les caractères du tissu embryonnaire ; la tunique élastique était en voie de résorption. »

Au chapitre suivant, nous reviendrons sur les faits histologiques pour les discuter et en tirer des des déductions pathogéniques ; ici, nous devons nous en tenir à leur simple énoncé.

En résumé, les trois tuniques sont altérées dans leur structure. On n'a pas noté d'altération de la couche épithéliale. Les cellules plates de la couche sous-épithéliale sont remplacées par des cellules sphériques ou irrégulièrement sphériques, ayant les caractères de cellules embryonnaires. Ces cellules stratifiées forment plusieurs couches et produisent un épaississement de cette tunique.

La tunique moyenne est tantôt épaissie, tantôt en voie de disparition. Les fibrilles conjonctives de la tunique externe semblent envahir ce tissu, tandis que les fibres élastiques disparaissent par fonte granuleuse, et les fibres musculaires lisses par transformation graisseuse. L'épaisseur du tissu qui tient lieu de cette tunique dépend de la prolifération du tissu conjonctif.

L'altération de la tunique externe consiste dans la production de cellules nombreuses entre les faisceaux de son tissu conjonctif normal.

Le caillot est le plus souvent mou, et dans les quelques cas où on le trouva fibrineux, l'examen microscopique ne fut pas fait. Nous ne pensons pas qu'il diffère par sa structure des caillots stratifiés des anévrysmes du système aortique.

Nous rapportions, il y a un instant, l'examen histologique des observations lues dans ces derniers temps à la Société anatomique, nous les avons citées également en faisant l'anatomie pathologique; nous pensons qu'il est utile et intéressant de les reproduire en entier.

Obs. — Phthisie pulmonaire; hémoptysie causée par la rupture d'un anévrysme du volume d'un gros pois, dans une caverne, par le Dr R. Lépine (1), chef de clinique.

F..., âgé de 26 ans, a commencé à tousser il y a cinq ans; il y a deux ans, il a fait un séjour d'un mois à l'hôpital; depuis

____

(1) *Loc. cit.*

Chardin. 3

six mois, il tousse davantage et a suivi la consultation de l'hôpital. Jamais d'hémoptysies. A son entrée, le 11 février, (service de M. le professeur Sée) on constate qu'il est un peu amaigri ; néanmoins, il a conservé un état de vigueur peu commun chez les phthisiques à la troisième période ; ses bras sont gros, et jusqu'à son admission, il n'a pas cessé de travailler comme un homme bien portant. C'est un homme de taille moyenne, trapu et présentant l'habitus d'un emphysémateux ; le cou est court, le visage un peu bouffi, la poitrine large et un peu globuleuse. S'il monte un escalier, il est pris de dyspnée ; par la percussion et à l'auscultation de la poitrine, on trouve, en effet, les signes évidents d'un emphysème médiocre ; de plus, on constate aux deux sommets un souffle caverneux. des plus nets sous la clavicule ; à droite, il existe une matité très-accusée.

Le 13. Le malade est pris d'une hémoptysie ; il perd au moins un tiers de litre de sang.

Le 14. Ensuite on constate que la respiration est haute, saccadée, 32 par minute ; le pouls est à 120, la température à 37°4. L'hémoptysie continue malgré l'administration de l'opium et de la térébenthine ; aujourd'hui, on prescrit 1 gramme d'ipéca.

Le 15. L'hémoptysie s'est arrêtée ; mais l'oppression a augmenté, le malade est dans l'orthopnée.

Le 16. Les crachats sanglants ont reparu ; l'orthopnée a encore augmenté ; le malade ne peut se tenir dans son lit ; il est assis sur un fauteuil ; par la percussion on constate que le son est diminué dans toute l'étendue de la poitrine ; par l'auscultation, on trouve le murmure très-affaibli, et de nombreux râles sous-crépitants aux bases, surtout à droite. La respiration est très-fréquente ; le pouls régulier, mais très-petit ; la face et les extrémités fortement cyanosées, le malade meurt dans la journée.

Autopsie le 18. — Cadavre bien conservé. — Les deux poumons présentent des adhérences pleurales, le droit dans toute son étendue, le gauche à sa partie inférieure. — Pas d'épanchement pleural. — Cœur gros ; caillots récents dans le cœur. Ventricule droit relativement hypertrophié, cependant la pointe est uniquement formée par le ventricule gauche. — Petites taches noir brun sur la surface viscérale du péricarde, surtout à l'union du ventricule et des oreillettes. Orifices artériels et auriculo-ventriculaires suffisants . l'orifice tricuspide large laisse pénétrer trois doigts jusqu'à la première phalange.

Le *poumon gauche* présente un emphysème du lobe supérieur et des granulations tuberculeuses dans les mêmes parties. A la partie supérieure, on trouve une cavité assez considérable pouvant loger un gros œuf de pigeon et qui contient du sang. Cette caverne, dont les parois sont tapissées par une membrane blanchâtre par places, montre dans un coin une excroissance noirâtre autour de laquelle existait le caillot mou qui a été vu tout d'abord à l'ouverture de la cavité. Celle-ci communique à plein canal avec une grosse bronche. Dans le lobe inférieur, les granulations tuberculeuses sont moins nombreuses, il y a de la congestion active par places. Tout le lobe supérieur du poumon droit est transformé en une caverne considérable. Lobe inférieur comprimé par des adhérences pleurales intimes : granulations dans ce tissu anémié, mais où l'on perçoit encore de la crépitation. — Ganglions bronchiques gros et durs.

Foie. Gros, très-congestionné, coloration rouge : les lobules sont petits. — *Reins* également très-congestionnés. Dans la rate et dans le péritoine : rien à noter.

L'examen attentif de la tumeur noirâtre qui faisait saillie dans la caverne du sommet gauche, montre qu'elle est formée par un anévrysme du volume d'un gros pois, crevé à sa partie la plus saillante, et coiffé d'un gros caillot noir. Les parois de l'anévrysme sont épaisses. Cet anévrysme est situé à l'extrémité d'une artériole présentant un demi-millimètre de diamètre environ et dont la direction est perpendiculaire à la surface de la caverne.

OBS. Anévrysme développé sur un rameau de l'artère pulmonaire au voisinage d'une caverne. — Rupture de cet anévrysme dans la caverne et hémoptysie foudroyante. — (Dessin dans l'album de la Société), par A. Sevestre (1) interne des hôpitaux.

Dug., domestique, âgée de 26 ans, entre le 18 décembre 1873 à l'Hôtel-Dieu, dans le service de M. Fauvel (salle Sainte-

(1) *Bull. de la Soc. anat.* 1874, n° 39.

Anne, n. 27). Cette femme fait remonter le début de sa maladie au mois d'août, époque à laquelle elle commença à tousser.

Elle se soigna d'abord chez elle, puis au mois de novembre entra à l'Hôtel-Dieu dans un des services de médecine. On constata à ce moment des signes de cavité à la base du poumon droit, et l'on porta, précisément à cause de cette localisation à la base le diagnostic de *dilatation des bronches* La malade sortit de l'hôpital peu de temps après, un peu améliorée, mais toussant toujours. Il y a quelques jours, la toux devint plus fréquente encore, et de plus, le 15 décembre, la malade eut une hémoptysie, accident qu'elle n'avait jamais présenté jusqu'alors. Cette hémoptysie fut assez abondante, mais cessa rapidement. Depuis lors, il y a eu quelques crachats sanguinolents, mais pas de sang pur.

Le soir de l'entrée, le crachoir est à moitié rempli d'une matière formée en partie de crachats muqueux et purulents, en partie de crachats dont la coloration rouge noirâtre est due à du sang altéré, et ayant séjourné quelque temps dans les bronches. La toux est assez fréquente, quinteuse.

Par l'examen de la poitrine, on constate à gauche tous les caractères de l'état normal. Au contraire, à la base droite, en arrière, on trouve, dans une hauteur de quatre à cinq travers de doigt, une matité très-prononcée, diminuant progressivement à mesure qu'on s'élève. Au même niveau, les vibrations vocales sont faiblement perçues. A l'uscultation, le bruit respiratoire est très-affaibli à la base même, mais plus haut, vers la limite de la matité, on trouve un souffle assez intense, mais à timbre voilé. Pendant la toux, on en entend autant. Dans les deux tiers supérieurs du poumon, et surtout au moment de la toux, on perçoit des râles abondants, de volume variable, assez fins en général. Mêmes signes, mais moins accusés à la partie antérieure. Pas de localisation au sommet.

La fièvre est intense. Pouls à 112. Temp. axil. 39°5. Peu d'appétit. La malade n'a pas eu de frisson, elle ne paraît pas avoir eu de point de côté bien net; elle se plaint seulement d'une légère douleur dans le côté *gauche*. Le lendemain matin, 19 décembre, l'état ne s'est pas modifié.

M. Fauvel porte le diagnostic de *pleuro-pneumonie, probablement d'origine tuberculeuse*.

Dans la journée, vers deux heures, la malade qui vient de se lever, est prise, à la suite d'une quinte de toux, d'une hémoptysie extrèmement abondante, et quelques minutes après elle succombe.

En raison de la grande quantité de sang perdu, il était évident que l'hémoptysie résultait de la rupture d'un vaisseau assez important ; aussi, me rappelant les faits observés par Rokitansky, Cotton, et surtout bien étudiés par Rasmussen je pensai que nous trouverions à l'autopsie un anévrysme dans la paroi d'une caverne.

Autopsie. — Les poumons ayant été enlevés avec soin, les bronches sont incisées d'abord à gauche dans une petite étendue, puis à droite, aussi loin qu'il est possible de les suivre· A gauche, on trouve dans les conduits de l'air, des mucosités mélangées de sang en petite quantité ; le poumon gauche est du reste absolument sain. A droite, au contraire, les bronches sont remplies d'une sérosité sanguinolente assez épaisse (presque du sang pur).

En suivant ces conduits, on arrive sur une petite caverne située dans le lobe inférieur. — Cette caverne est la seule qui existe dans le poumon. — Les bronches ne sont nullement dilatées. — Le poumon est, dans toute sa hauteur, rempli d'îlots de pneumonie caséeuse, variant du volume d'un petit pois ou même d'un grain de millet à celui d'une petite noisette. Ces îlots sont assez irréguliers, comme formés par la réunion d'un certain nombre d'autres plus petits, ou par la coalescence de tubercules. Cependant on ne trouve pas de tubercules, à l'œil nu l'examen microscopique n'a pas été fait). Enfin, la base du poumon droit est tapissée de fausses membranes. — Il y a un peu de liquide dans la plèvre.

Quant à la *caverne* située dans le lobe inférieur du poumon, communiquant largement avec la bronche, et assez vaste pour loger une petite noix, elle est remplie de sang. Lorsqu'on l'examine avec soin, voici ce que l'on constate. Les parois un peu anfractueuses sont formées par une couche de matière caséeuse qui mesure une épaisseur de 3 à 4 millimètres Dans ne point, au voisinage de l'abouchement de la bronche, on aperçoit une petite saillie du volume d'un petit pois, saillie un peu allongée, et qui, vers son extrémité périphérique, offre une déchirure angulaire.

Si on soulève cet opercule qui forme une sorte de soupape, on arrive dans une petite cavité, et l'on voit que la paroi qui sépare cette cavité de la caverne est très-mince et rappelle l'apparence d'une paroi d'anévrysme.

Examinant ensuite la portion du poumon avoisinant la caverne, on trouve un rameau de l'artère pulmonaire qui colore la caverne. Ce vaisseau est incisé dans la direction opposée à la caverne, et l'on voit alors, sur un point de son trajet, une cavité diverticulaire qui n'est autre que la cavité déjà signalée dans la paroi de la caverne. C'est donc bien un anévrysme développé sur un vaisseau de l'artère pulmonaire. Ce rameau présente le calibre d'une petite plume de corbeau.

L'anévrysme est formé aux dépens d'une partie limitée de la périphérie; la paroi opposée du vaisseau n'est nullement altérée. L'anévrysme est sacciforme, mais ne présente pas d'orifice étroit (collet); il communique largement avec l'artère. La déchirure s'est faite par une fente en forme de V, dans le sens du courant sanguin. L'artère pulmonaire, dans aucun point de son trajet, ni même au niveau de l'anévrysme, ne présente de lésion athéromateuse.

L'aorte est saine ainsi que l'endocarde. Le cœur ne présente pas d'altération appréciable. L'orifice auriculo-ventriculaire droit semble un peu dilaté. Voici, du reste, la dimension des orifices du cœur :

Orifice aortique, 6 cent. — Orifice mitral, 8 c. 1/2. — Orifice pulmonaire, 5 c. 1/2. — Orifice tricuspide, 11 c. 1/2.

Obs. — Hémoptysie mortelle survenue dans le cours d'une phthisie pulmonaire. A l'autopsie, anévrysme développé aux dépens d'une des branches de l'artère pulmonaire, et rompu dans une caverne, par M. H. Rendu, interne des hôpitaux. (Voir le dessin dans l'Album de la Société anatomique.) (1).

Cette pièce a été recueillie dans le service de M. Potain, à l'hôpital Necker, sur une femme de 27 ans, atteinte de phthisie pulmonaire. Cette malade, d'une santé primitivement bonne, mais de race tuberculeuse du côté paternel, avait commencé à tousser au mois d'avril 1873; elle eut, à cette époque, plusieurs hémoptysies, qui se reproduisirent, sans jamais présenter de gravité spéciale, dans les mois de mai et de juin.

(1) *Bull. de la Société de Biologie*, 1874.

L'affection, à partir de cette époque, marcha lentement, mais d'une manière continue ; lorsque la malade vint se faire soigner à l'hôpital, le poumon gauche présentait des lésions fort avancées, et le poumon droit commençait à se prendre. On entendait sous la clavicule gauche un souffle caverneux et tubaire, accompagné de râles muqueux et de gargouillement : au sommet du poumon droit, de l'expiration prolongée et des râles sous-crépitants.

Indépendamment des lésions pulmonaires, on constata que les battements du cœur étaient forts et précipités : le premier bruit cardiaque était sourd et prolongé : on admet l'existence d'une dilatation cardiaque, sans insuffisance tricuspidienne.

La malade, pendant le séjour qu'elle fit à l'hôpital, offrit toujours les mêmes symptômes, qui allèrent s'accusant de plus en plus. Toutefois, bien que l'issue prochaine de la maladie ne fût pas douteuse, aucun phénomène ne faisait prévoir une terminaison immédiate, et l'état général était même moins mauvais qu'au début, lorsque survint, dans la nuit du 1er mai, une hémoptysie qui s'annonça par une sensation d'étouffement et fut suivie de sueurs profuses. — Bien que la quantité de sang rejeté fût peu abondante, puisqu'elle ne dépassa pas un demi-verre, l'affaiblissement causé par cet accident fut extrême. Pendant vingt-quatre heures, les crachats qui furent expulsés gardèrent la teinte violacée, sanguinolente, que donne le mélange du sang avec le pus ; ce jour-là, l'expectoration fut excessive.

Le 3 mai. Dans la matinée, la malade fut prise d'une excessive dyspnée : elle se cyanosa rapidement, les extrémités se refroidirent, les battements du cœur devinrent tumultueux et irréguliers, et la mort arriva quarante-heures après le début de l'hémoptysie.

Autopsie. — Le 5. Les organes thoraciques sont seuls examinés.

Dans la portion centrale du lobe supérieur du poumon gauche, on trouve une excavation anfractueuse, de moyenne grandeur, formée par la réunion de plusieurs petites cavités secondaires, et tapissée par des mucosités sanguinolentes. En disséquant la caverne avec soin, on ne tarde pas à se rendre compte de la cause déterminante de l'hémoptysie. Effectivement, sur la partie postérieure de l'excavation, se dessine une petite masse cylindrique, ovoïde, de 2 centimètres environ de longueur. Cette petite masse présente exactement l'aspect et le relief d'une grosse artère injectée dont les parois seraient considérablement épaissies. Elle a environ le diamètre de l'artère brachiale. Il est évident que c'est la rupture de cette dilatation vasculaire qui a déterminé l'hémoptysie; car du bout supérieur de ce vaisseau se détache un petit caillot noirâtre, inhérent à l'artère par l'une de ses extrémités, flottant dans la caverne par son extrémité opposée.

En cherchant à circonscrire l'anévrysme pour bien en préciser les rapports, il est facile de s'assurer qu'il est formé aux dépens d'un vaisseau qui rampe parallèlement à la surface de la caverne et lui est intimement adhérent dans presque toute sa longueur. Cet anévrysme est rempli presque totalement par des coagulations fibrineuses en partie décolorées. En l'incisant sur la ligne médiane, de façon à permettre l'introduction d'un stylet dans l'intérieur de sa cavité, on voit qu'il se continue directement avec un rameau de l'artère pulmonaire de la grosseur de l'artère cubitale environ. En un mot, il s'agit là d'un de ces anévrysmes pariétaux formés dans l'intérieur des cavernes aux dépens de l'artère pulmonaire, et qui, signalés par Rasmussen, ont fait l'objet de plusieurs communications intéressantes, l'an dernier, à la Société anatomique. La paroi externe de cet anévrysme, en contact avec le pus de la caverne, a subi un épaississement inflammatoire et en même temps une transformation embryonnaire et régressive qui a facilité sa rupture. Effectivement, à première vue, elle n'est pas lisse et polie, mais inégale et tomenteuse, comme le reste de la paroi de l'excavation.

L'examen microscopique montre une diminution du nombre des fibres élastiques, qui sont comme dissociées et pénétrées de nouveaux éléments cellulaires : la portion la plus externe de la tunique artérielle est convertie en tissu de bourgeons charnus. tendant à subir la dégénérescence granulo-graisseuse.

Le reste du poumon présente, à différents degrés, les lésions de la phthisie. Le lobe supérieur tout entier et une partie du lobe inférieur, est hépatisé, en partie transformé en matière caséeuse. De nombreuses granulations à tous les degrés possibles d'évolution, parsèment le parenchyme pulmonaire.

Le cœur est volumineux, notablement hypertrophié, mais sans insuffisance valvulaire. Les quatre cavités sont distendues par des caillots récents, ainsi que l'aorte et l'artère pulmonaire.

Le feuillet fibreux du péricarde est rempli de granulations
tuberculeuses et relié par des adhérences à la plèvre viscérale
gauche.

Obs. — Le nommé Lignié (Pierre), âgé de 76 ans, pen-
sionnaire de l'hospice d'Ivry, est pris, le 29 juin, pendant le
repas du soir, d'une hémoptysie abondante et entre à l'infir-
merie Saint-Jean-Baptiste.

C'est un homme assez bien conservé pour son âge, ayant
toujours joui d'une santé robuste.

Ses antécédents héréditaires sont excellents et il n'a jamais
présenté d'accidents scrofuleux ou syphilitiques. Sa première
affection fut. à l'âge de 70 ans, un eczéma qui dura trois ou
quatre ans. Il rapporte qu'à partir de la guérison de son eczéma
l fut pris d'accès de toux assez violents qui durèrent jusqu'à
ce jour. Son appétit s'est bien conservé, et il n'a point maigri

A la suite d'un léger accès de toux, ce vieillard rendit une
grande quantité de sang pur, très-foncé, mais aéré.

Il ne ressentit, avant l'accident, aucune sensation de chaleur,
aucun sentiment d'oppression, aucune douleur thoracique, aucune gêne de la respiration. Il accuse une sensation de chatouillement au niveau de l'isthme du gosier. La respiration est
fréquente, mais le malade dit n'être pas plus oppressé que
d'habitude.

Le lendemain, à la visite du matin la respiration est pénible
(24 inspirations). A gauche, on trouve à la percussion, en
avant, une sonorité exagérée, en arrière, elle est normale. A
droite la sonorité est bien diminuée au sommet et le doigt
percuté ne ressent pas l'élasticité habituelle de la paroi. Il
existe de la matité aux deux tiers inférieurs du poumon gauche.

La respiration est un peu exagérée à droite en avant, en arrière elle est soufflante. Quelques rhonchus sonores disséminés.

A gauche et en avant, le murmure respiratoire est normal
et accompagné de râles humides dans toute la hauteur.

Les crachats d'un rouge foncé sont aérés et très-adhérents
aux parois du vase. Il y a dans ceux-ci du mucus bronchique
intimement mélangé au sang.

Température · le matin 37°2, le soir 37°4. Les bruits du cœur
sont sourds, mal frappés ; mais on ne perçoit pas de souffle.

Le 1ᵉʳ juillet à la visite du matin, le malade a rempli son

crachoir de crachats de sang noir, adhérents au vase, légèrement aérés.

Examen de la poitrine. — Rien à signaler à droite. Sonorité
un peu moindre à gauche que du côté opposé. Submatité en
arrière correspondant aux deux tiers inférieurs du poumon.

Traitement : Potion avec perchlorure de fer, 1 gramme, bouil-
lons froids, limonade sulfurique, ventouses sèches.

Le 2. Même état que la veille.

Le 3. Le malade tousse peu, a bien dormi, et n'a eu que deux
ou trois crachats sanglants.

Le même jour, à trois heures de l'après-midi, malaise mal
caractérisé, toux violente suivie de l'expulsion d'un litre de
sang pur, rouge, peu aéré.

Le malade est très-pâle, très-affaibli, la respiration est
bruyante. Le pouls rapide et faible, les battements du cœur
tumultueux. La peau n'est pas chaude. Mêmes signes à la percussion et à l'auscultation que les jours précédents.

Le 4 au matin. La nuit a été bonne. Pas de crachats, pas de
toux. Respiration gênée. Teinte violacée des lèvres, pas de
réaction fébrile.

Vers quatre heures du soir, nouvelle hémorrhagie évaluée
à 150 grammes. Voix voilée.

Le 5 au matin. Dernière hémorrhagie. Le sang s'écoule par
la bouche et le nez. Etat syncopal. Mort presque instantanée.

Antopsie. Poumons. — Emphysème généralisé, plus accusé le
long des bords antérieurs. Pas d'adhérences du sommet droit,
Au sommet gauche existe une adhérence assez résistante. Le
poumon gauche est conjestionné dans ces deux tiers inférieurs et
présente une teinte rosée. Pas de granulation tuberculeuse
dans les poumons.

Le sommet droit un peu induré, présente à l'incision un foyer
caséeux gros comme une noisette. Au-dessous on tombe sur
une excavation capable de contenir un œuf de pigeon. Autour
de cette excavation existe d'autres petites lacunes en communication avec les bronches, et de la pneumonie chronique avec
îlots caséeux.

La grande excavation est remplie de sang, la grosse bronche
qui vient y déboucher est obstruée complètement par un caillot
qui se prolonge dans les ramifications bronchiques sans les
oblitérer toutes. Les muqueuses laryngée, trachéale et bron-

chique sont d'un rouge foncé qui, à un examen attentif, doit
se rattacher à un phénomène d'imbibition, elles ne sont nullement boursouflées, nullement injectées.

Après avoir chassé le sang de l'excavation par un filet d'eau
on y remarque un corps flottant, arrondi, de la grosseur d'une
bille à jouer. Au sommet de ce corps existe une petite déchirure et un caillot mou. Au niveau de la déchirure une sonde
cannelée introduite, soulève une membrane constituée par la
dilatation d'un vaisseau. Une incision pratiquée sur la poche
anévrysmale, permet de voir que sa paroi est très-mince (un
demi millimètre en moyenne); elle permet aussi d'apprécier la
capacité intérieure de la poche, dans laquelle on peut loger
une grosse noisette.

La membrane interne de la poche anévrysmale est très-lé-
gèrement tomenteuse et translucide, elle ne présente pas de
plaques athéromateuses. Cette dilatation anévrysmale est placée
au niveau de la bifurcation d'une branche de l'artère pulmonaire de deuxième ou troisième ordre. Dans l'excavation vient
s'ouvrir une grosse bronche tout près de l'anévrysme. A peu
près à l'extrémité du diamètre correspondant à l'orifice du sac
se trouve une petite ouverture déchiquetée qui fait communi-
quer cette poche avec la caverne pulmonaire. Cette dernière
est tapissée par une membrane conjonctive dense et épaisse.

Le cœur ne présente aucune lésion.

L'aorte et ln tronc de l'artère pulmonaire présentent quelques taches athéromateuses.

Rien à noter pour les autres organes.

L'examen histologique de la pièce n'a pu malheureusement
être fait à temps.

Malgré les lacunes que présente cette observation
nous avons cru cependant, qu'il était utile de la
rapporter.

CHAPITRE III.

PATHOGÉNIE.

Au nombre des causes qui peuvent amener le développement et la rupture des anévrysmes de l'artère pulmonaire, il en est qui ont une valeur tellement manifeste, tellement indiscutable, que personne n'a songé à les rejeter. A cette classe, se relient la préexistence des cavernes et la dénudation du vaisseau.

La coïncidence constante de la caverne dans les anévrysmes en question, l'impossibilité de découvrir cette dernière lésion en dehors de la cavité sont des preuves assez suffisantes de la causalité de celle-ci.

Le fait admis, nous devons en chercher une explication. Voyons donc comment le vaisseau peut se dénuder, puis après nous donnerons les théories de sa dilatation.

Pour qu'une caverne puisse donner lieu, *a priori*, à la dénudation d'un vaisseau, il suffit que celui-ci rampe à la surface de la masse tuberculeuse ou caseeuse, qui constituera la cavité après son rejet par expectoration. Voilà où conduit la logique ; mais, si les faits pathologiques qui nous occupent évoluaient avec cette simplicité, il est à croire qu'en raison de la vascularité du poumon les hémorrhagies et les anévrysmes seraient d'une fréquence extrême. Les auteurs nous ont donné le motif de la rareté de ces accidents : C'est que le travail d'évolution du tubercule, le travail d'élimination des produits caséeux ou autres, comme le travail de réparation de la caverne, s'accompagnent d'une hyperplasie du tissu conjonctif tendant à oblitérer les vaisseaux et s'opposant à la fois à leur dilatation et à leur rupture. Telle est l'opinion de MM. Hérard et Cornil, ces deux auteurs sont, pour cela, d'accord avec leurs prédécesseurs Baillie, Mickel, Laënnec, Guillot.

On peut fort bien, sur ces données, et tout en admettant le travail de condensation périphérique décrit par M. Cornil, entrevoir la vérité de la dénudation.

Supposons un vaisseau rampant à la surface des produits tuberculeux ou caséeux en voie de formation et de ramollissement ; donnons, de plus, à ce vaisseau, un calibre suffisant pour que son diamètre, diminué par la compression, ne soit point complètement effacé ; du jour où les éléments qui, par leur élimination, donnent lieu à la caverne, seront expulsés par les bronches, le vaisseau sera naturellement dénudé.

Restent à voir les influences, auxquelles il est soumis dans ce cas.

Passons en revue les opinions émises sur les altérations que peuvent présenter les artères ainsi dénudées.

Trois théories sont en présence ; celle de Rokitansky, celle de Rasmüssen, celle de l'école française.

Rokitansky s'occupe d'un sujet un peu différent

du nôtre ; il traite des hémorrhagies pulmonaires en général. Il donne la dilatation anévrysmale comme fréquente, mais il ne s'arrête ni à sa description, ni à sa pathogénie.

C'est après avoir exposé deux processus de destruction des parois de la caverne, capables, dans leur évolution, de déterminer la rupture des vaisseaux, qu'il annonce cette rupture fréquemment précédée de dilatations. La dilatation, pour lui, doit donc être soumise aux mêmes processus. L'un, *ulcéreux*, serait entretenu dans la paroi de la caverne par la fonte des tubercules. Il s'accompagnerait de la chute du tissu conjonctif de nouvelle formation tapissant les parois. L'autre, *nécrobiotique*, envahirait le tissu conjonctif de nouvelle formation, marcherait plus vite que la prolifération de ce tissu, et serait déterminé suivant toutes les apparences par le contact de l'air dans la caverne.

L'auteur danois dit n'avoir jamais rencontré le travail d'ulcération de l'artère. La cause du développement et de la rupture de l'anévrysme réside, pour lui, dans le défaut de soutien de la paroi du vaisseau et dans l'augmentation de la tension intravasculaire résultant de l'obstruction de quelques-unes des branches de l'artère pulmonaire. On comprend, par cette dernière phrase, que l'auteur a en vue l'hyperplasie dont nous parlions au commencement de ce chapitre.

La théorie de Rasmussen a le défaut d'être toute mécanique. L'auteur n'admet pas davantage que le processus d'ulcération et de réparation, qui se fait dans la paroi de la caverne, joue un rôle dans la formation des anévrysmes. Pour lui, les altérations de structure sont compensatrices. Elles consistent en une hyperplasie des fibres musculaires lisses aboutissant à la rupture de l'anévrysme par suite d'une dégénérescence graisseuse consécutive. Son système n'est autre que la théorie de la compensation cardiaque des affections valvulaires appliquée aux artères.

Nous ne partageons pas la manière de voir de Rasmussen. En supposant même que la tension de l'artère pulmonaire fût doublée, hypothèse bien exagérée, par l'obstruction d'un grand nombre de ses branches, nous nous rappellerions que Wintringham (1) a appris depuis longtemps que, pour rompre les artères saines, il est besoin d'une force supérieure à quatre atmosphères. Nous ne pouvons donc expliquer la dilatation ou la rupture d'une artère dénudée qu'autant que ses parois sont altérées.

Les auteurs français ont montré bien plus de sagacité dans l'étude des altérations de la paroi anévrysmale. Admettant les opinions des auteurs anglais, basées sur des observations recueillies sans idées préconçues, ils ont cherché, dans la structure du vaisseau, le motif de sa dilatation. On doit se rappeler le résultat des examens de M. Cornil et de M. Debove, relaté au chapitre précédent. Les lésions sont tout à fait semblables, pour ce qui est de la structure, à celles que M. Cornil attribue aux anévrysmes en général. En lisant cette histologie (2)

(1) An experimental inquiry on some parts of the animal structure, 1740, p. 49.

(2) Cornil et Ranvier. Manuel d'histologie pathologique, 1873, p. 543.

des anévrysmes, la généralisation du processus admise pour le système aortique me porta à l'étendre aux anévrysmes de l'artère pulmonaire.

« Toutes (1) les endartérites de longue durée s'accompagnent d'un épaississement de la tunique externe, avec production de cellules nombreuses entre les faisceaux du tissu conjonctif ou périartérite chronique. » Par cette phrase et par quelques autres éparses dans son ouvrage, M. Cornil montre qu'il existe dans toutes les affections de l'endartère une répercussion sur la tunique externe du vaisseau. Je crois que l'on pourrait admettre en thèse générale que les lésions pathologiques des tuniques internes et externes de toute artère sont solidaires. On comprendra alors que l'action mécanique des produits de dénutrition des parois d'une caverne et la propagation du processus pathologique de cette même paroi de la caverne, se propageant à la membrane externe du vaisseau, amène des lésions d'endo-périartérite. Mais comme cette inflammation est lente et chronique, elle entraîne forcément des altérations de la tunique moyenne.

Ces lésions des tuniques artérielles jouent un grand rôle dans la pathogénie de tous les anévrysmes, et elles semblent envahir la pathogénie de plusieurs affections.

Chacun connaît le beau mémoire de MM. Charcot et Bouchard (2), donnant, comme explication de certaines hémorrhagies cérébrales, la rupture d'ané-

1 Cornil et Ranvier, *loc. cit.*, p. 543.

(2) Nouvelles recherches sur la pathogénie de l'hémorrhagie cérébrale. In-Arch. de physiologie, 1868. p. 110.

vrysmes des petits vaisseaux de l'encéphale. L'évolution de ces anévrysmes a été rattachée aux lésions de la tunique interne de ces petites artères et à la périartérite.

Il m'a été communiqué, par mon ami Fernand Griois, une note prise au cours de M. Colin, professeur à l'Ecole d'Alfort, qui prouvera une fois de plus que toute irritation portée sur la tunique interne d'une artère peut produire une altération de ses tuniques et une dilatation consécutive :

« Des vers, désignés sous le nom de sclérostomes (*sclerostomum armatum*), qui, au lieu de séjourner dans l'intestin, ont traversé et pénétré dans l'artère mésentérique, déterminent la formation de caillots qui peuvent empêcher la circulation et déterminer des coliques.

« Sur certains chevaux, on peut voir un chapelet d'anévrysmes, dont chacun a le volume d'une noisette ; si on incise la paroi, on trouve un caillot adhérent à l'endartère altérée, et dans ce caillot des sclérostomes.

« C'est Ruysch (1) qui, le premier, les vit dans la grande mésentérique et leur donna le nom de strongles anévrysmaux.

« M. Davaine en parle dans son *Traité des entozoaires*, à la page 329, et il décrit les lésions des tuniques artérielles survenues sous l'influence de ces parasites. »

Nous pourrions trouver dans le système aortique

______

(1) Opera omnia : Dilucidatio valvularum, acces. Obs. anatom, 1737. Obs. anatom., cap. IV, obs. 6. Obs. anat., chir. cent., p. 61.

des exemples analogues à ce qui se passe dans les cavernes. On a admis que la tunique adventive des artères les protégeaient toujours dans les foyers purulents. Cette loi existe, mais on aurait tort de trop la généraliser ; il est plus sage de poser près du principe le cas extraordinaire, près de la règle l'exception.

Nous avons rassemblé dans ce travail de nombreux faits se rapportant aux lésions de l'artère pulmonaire. Qu'il me soit permis, en passant, d'établir quelques faits analogues observés sur le système aortique. Ils tendront à continuer le rapprement pathologique des deux systèmes artériels. Il a été rapporté à la Société de chirurgie, le 13 avril 1864, le cas d'une jeune fille prise d'engorgement sous-maxillaire, suivi d'une tuméfaction inflammatoire avec rougeur, chaleur et douleur, puis d'abcès qui est ouvert par le médecin de l'établissement ; dix-huit jours après cette incision, une hémorrhagie foudroyante se déclare. M. Dolbeau, appelé, découvre l'artère altérée, qu'il ne peut saisir à cause de son extrême ramollissement, et se voit forcé de lier au-dessous la carotide externe. Hogdson rapporte dans son livre une vingtaine d'accidents analogues, arrivés à la suite d'angines scarlatineuses déterminant le ramollissement et la suppuration des ganglions du cou. Nous n'entreprendrons pas de rassembler tous les faits de ce genre ; ce n'est pas de notre sujet.

Voilà donc quelques cas où des artères ont subi au contact de produits de dénutrition des altérations de structure, tendant à un travail de ramollissement de la paroi.

Nous avons sans doute été bien hardi en généralisant cette pathogénie de l'anévrysme, mais nous croyons que la question ne peut manquer de faire des progrès. Et quand des documents nouveaux et plus complets seront venus s'ajouter à ceux d'aujourd'hui, la pathogénie des anévrysmes se simplifiera de plus en plus.

Avant de finir ce chapitre, il reste quelques mots à dire sur la tension de l'artère pulmonaire.

Cette question a été traitée par Rasmussen (1) :

« Un grand nombre de vaisseaux se trouvent oblitérés dans le parenchyme pulmonaire densifié ; le rameau artériel périphérique, qui part de l'anévrysme (comme l'a constaté Rasmüssen sur des anévrysme volumineux) est très-petite et se perd bientôt dans le tissu condensé. « Il en résulte que la tension intra-vasculaire s'en trouve augmentée. La tension du sang s'accroît encore par les efforts de toux. »

M. Jaccoud (2), pour expliquer la rareté des accidents hémorrhagiques dans les conditions décrites par Rasmussen, a recherché si la dilatation de l'orifice auriculo-ventriculaire ou l'insuffisance de la valvule tricuspide, n'aurait point pour effet de compenser la tension intra-vasculaire. Un grand nombre d'autopsies a confirmé, dit-il, l'existence d'une dilatation très-fréquente de l'orifice tricuspide, produisant par le fait une insuffisance dans la valvule.

L'observation de M. Sevestre et celle de M. Lépine confirment les assertions de M. Jaccoud. On a

---

(1) *Loc. cit.*
(2) Clinique médicale, 1873, p. 347.

même trouvé à l'autopsie de l'un de ces cas une congestion hépatique et une congestion rénale. Au
point de vue clinique, personne n'a cependant observé les caractères de l'insuffisance tricuspide. Le
fait mériterait que l'on s'en occupât.

Ajoutons en terminant ce chapitre que dans
aucun cas on n'a signalé de lésions athéromateuses,
ni de dégénérescences graisseuses ou calcaires, dans
les rameaux de l'artère pulmonaire. L'observation
prise par un élève de M. Ollivier est la seule qui
relate sur le tronc de l'artère quelques athéromes;
mais il ne faut pas perdre de vue qu'il s'agit d'un
vieillard de 76 ans, présentant sur l'aorte des lésions analogues. M. Debove a constaté que les lésions d'endo-périostéite ne dépassaient guère le
point du vaisseau en contact avec la caverne. On
conçoit donc qu'en face de lésions si bien localisées,
survenues chez des sujets presque tous jeunes, nous
n'ayons point fait intervenir dans la discussion les
lésions de l'endartére.

CHAPITRE IV

ETIOLOGIE.

L'étiologie est un chapitre qui demanderait pour être bien fait des documents nombreux et complèts.

C'est surtout dans le courant de la phthisie pulmonaire que le plus grand nombre des cas a été observé. Nous n'en avons aucun se rapportant à des cas de dilatation des bronches, ou à des cavernes résultant de l'élimination d'un foyer gangréneux. Rien non plus pour ce qui concerne les hydatides du poumon et les abcès de toute nature.

Deux observations se rapportent à des sujets en apparence bien portants, l'un d'eux ne présentait à l'autopsie qu'une cavité très-petite due à l'évacuation d'un noyau caséeux ; l'autre était un vieillard de 76 ans, atteint d'emphysème pulmonaire ; il présentait au sommet du poumon gauche une cavité du volume d'une grosse noix et renfermait un anévrysme rupturé. C'est le cas de l'observation prise dans le service de M. Ollivier.

Pour ce qui regarde la forme de la phthisie, un des points les plus importants qui fut indiqué par Rasmussen, c'est la fréquence des anévrysmes dans la tuberculose miliaire.

Cet auteur donne une proportion de la moitié des cas. On a aussi prétendu que les cavernes laissées libres par l'évacuation des produits caséeux étaient plus aptes à se compliquer de dilatations anévrysmales. Je ne crois pas que le temps soit venu de se prononcer sur ce point.

Il serait intéressant d'établir par des relevés bien faits quel est l'état spécial des parois qui active le plus l'évolution de l'anévrysme. Dans un grand nombre d'observations, cette description de la caverne est omise, mais elle figure dans d'autres plus complètes. Nous en avons parlé au chapitre II. La conclusion était que l'anévrysme et son accident terminal peuvent se produire dans tous les stades et dans tous les états anatomiques des parois des cavernes.

Il me semble que dans le cas où la rupture de l'anévrysme coïncide avec une caverne en partie remplie de produits caséeux (obs. Sevestre, 1er cas Cotton), la rapidité de l'évolution peut être attribuée à l'état général qui détermine la tuberculose miliaire. D'après le beau tableau de M. Powell, et les quelques observations françaises, cette affection aurait certainement une influence sur le développement des anévrysmes. La forme de la caverne et son étendue ne peuvent guère influencer la dilatation ; il est plus logique de faire jouer un rôle à la situation du vaisseau par rapport aux parois.

Nous ne pouvons certainement invoquer l'alcoolisme comme cause immédiate. S'il joue un grand rôle dans les anévrysmes du système aortique, c'est que le point de départ des altérations du vaisseau se trouve dans des lésions de l'endartère, et que ces lésions sont fréquentes chez les alcooliques. Pour les cas qui nous occupent, les altérations du vaisseau sont au contraire consécutives à l'action d'une cause externe agissant sur la périphérie de l'artère.

Une des meilleures preuves que le développement
de l'anévrysme est de cause externe, c'est que le plus
grand nombre des cas se rapporte à des sujets jeunes encore. C'est entre 15 et 25 ans, époque de la
vie la plus exposée à la phthisie, que nous trouvons
le maximum de fréquence. Nous n'avons qu'un seul
cas se rapportant à un vieillard.

Rasmussen donne une observation d'un cas sur-
venu chez un enfant de 3 ans 1[2.

Cet auteur rappelle que la formation de cavernes
n'est pas commune chez les enfants; en général
chez eux les cavernes sont dues à la nécrose centrale des masses caséeuses où depuis longtemps les
vaisseaux sont oblitérés, et ne peuvent point donner
lieu à une hémorrhagie. Ce n'est qu'avec l'âge,
qu'on trouve des cavernes dont les parois formées de
tissus pulmonaires épaissis, renferment des vaisseaux non oblitérés.

Les opinions de cet auteur sont conformes à ce
que nous apprennent MM. Rilliet et Barthez. Nous
n'avons point la prétention de donner un chapitre
complet, et nous sommes forcé de nous en tenir à
ces quelques déductions.

CHAPITRE V.

SYMPTOMATOLOGIE ET DIAGNOSTIC

Aucun signe éloigné n'est capable d'annoncer la
présence de l'anévrysme, son évolution ne peut
par aucun moyen nous être révélée. La rupture et
l'hémoptysie, qui en est la conséquence, peuvent
seules mettre sur la voie du diagnostic. Cet accident
présente donc le tableau symptomatologique commun à toutes les hémoptysies. Une oppression ster-

nale, une sensation de chaleur dans la poitrine, et un chatouillement de l'arrière-gorge constituent les symptômes prémonitoires.

Parmi les caractères des hémoptysies graves qui peuvent faire craindre une rupture anévrysmale, notons la période de l'affection pulmonaire qui s'accompagne de la présence de cavernes, l'abondance de l'hémorrhagie et la coloration légèrement foncée du sang. La marche des accidents n'est point nécessairement funeste. Dans bon nombre d'observations, un caillot obturateur peut arrêter pour un temps l'hémoptysie. Il en résulte deux formes symptomatologiques d'hémorrhagie, l'une est foudroyante et l'autre à répétition. .

La percussion et l'auscultation ne peuvent être d'un secours sérieux qu'autant qu'ils révèlent la présence d'une caverne. La matité donnée par la réplétion de cette dernière est problématique et incertaine.

S'il survient une hémoptysie grave ou rapidement funeste chez un individu jouissant d'une santé apparemment bonne, nous pouvons avoir à faire à un anévrysme de l'aorte qui s'est ouvert dans les bronches. Les antécédents et la coloration du sang nous sont d'un grand secours dans ces cas. Une apoplexie pulmonaire ne peut donner lieu à un rejet considérable de sang. Le fait d'une caverne petite et isolée peut alors être mise en avant par l'élimination des autres diagnostics.

Il est également fort délicat de différencier l'hémoptysie de l'anévrysme, des hémpotysies graves de la tuberculose. On peut néanmoins établir comme règle générale que les hémoptysies qui accompagnent la période de ramollissement sont rarement

dues à la lésion qui nous occupe, mais la distinc-
tion n'est point exactement possible. A une période
plus avancée, l'accident peut être, produit comme
l'a exposé M. Jaccoud dans ses cliniques de Lariboisière, par une rupture vasculaire ou la rupture
de la dilatation. La certitude est encore ici impossible, mais d'après le tableau de M. Powell (1), c'est
l'anévrysme qui serait surtout fréquent. Sur son
relevé de quinze cas d'hémoptysies graves rapidement mortelles, qui se sont présentées à l'hôpital de
Brompton, de 1868 à 1870, onze fois, ce praticien
distingué aurait expliqué anatomiquement, l'accident par la présence d'un anévrysme.

Nous ne dirons rien de la gravité du pronostic
et de l'impuissance du traitement dans des cas si
sérieux.

Nous n'avons pas eu la prétention d'offrir un ca-
dre pathologique complet, les documents sont trop
insuffisants sur la matière. Nous avons voulu surtout donner une compilation aussi complète que
possible.

Nous nous considérerons comme très-heureux si
nous avons pu faciliter le travail à ceux qui vien-
dront après nous, et si nous avons jeté quelque lumière sur un point que son actualité et son importance clinique ont rendu si intéressant.

A. Parent, imprimeur de la Faculté de Médecine, rue Mr le Prince, 31

www.ingramcontent.com/pod-product-compliance
Ingram Content Group UK Ltd.
Pitfield, Milton Keynes, MK11 3LW, UK
UKHW020949120726
13693UKWH00004B/1638